Adipositas

Und Zurück

Zeugnisse aus einem Leben, dass durch eine Magenoperation erst zu einem Leben wurde

Festgehalten von Olaf Klinger

Vorwort

Dieses kleine Buch soll sehr übergewichtigen Menschen Mut machen, die von Jo Jo Effekten geplagt und nach vielen vielversprechenden Diäten genervt aufgegeben haben.Ich möchte mit meinem Buch Menschen neugierig machen, die wie ich an morbider Adipositas leiden.

Der hier beschriebene Weg einer Magenbypass OP ist eine gute Lösung, möchte jedoch nicht als Allheilmittel an erste Stelle gesetzt werden.Diese Magenbypass Operation kann, einmal geschehen, nicht mehr rückgängig gemacht werden.Bei meinem Anfangs-BMI von über 55 kg/m² habe ich diesen Schritt gewagt und bis heute nicht bereut.Es liegt mir jedoch fern für diese Lebens verändernde Operation Werbung zu machen und ist auch nicht Sinn dieses Buches. Lediglich mein Weg ist hier beschrieben und soll nur zur Information dienen.

Herzlich Olaf Klinger

Meine Geschichte will ich mit einer Frage beginnen:

Warum lasse ich mich an einem gesunden Organ (Magen) operieren?

Ich kann mir vorstellen, nein, ich weiß es genau, es werden Einige die Stirn runzeln.

„Warum hast du keinen Willen:

- gesünder zu leben

- Sport zu treiben

- und überhaupt weniger essen...?"

Fragen die ich mir sehr oft gestellt habe. Der Eine hält die Operation für Wahnsinn und der Andere (wie auch ich) sieht darin eine Lösung.

Ich habe mich für diese eine Lösung entschieden.

Auch in der Medizin sind sich die Ärzte darin nicht einig, ob ich nun selbst schuld bin an meinem extremen Übergewicht oder nicht.

Der eine Mediziner ist der Meinung, dass ich auf keinen Fall dafür kann, so extrem dick zu sein. Der Andere behauptet das Gegenteil.

In all diesem hin und her zeichnete sich ein Licht am Ende des Tunnels ab, in Form einer Zeitungsmitteilung im Mai 2012.

Dessen Inhalt veranlasste mich den Kontakt zur

Uni - Klinik in Leipzig aufzunehmen.

Adipositas und zurück – Meine Erlebnisse einer Magenbypassoperation

Vielleicht darf ich den Begriff Adipositas aus der Schulmedizin einmal interpretieren, das heißt man ist viel zu dick. Der Mediziner sagt dazu auch Fettleibigkeit und das auch noch krankhaft im fortgeschrittenen Maße. Zu diesen Menschen zählend, neigt man zu diversen Begleiterkrankungen, die da wären z.B. Bluthochdruck, Schlafstörungen, Diabetes, kaputte Knochen, nicht mehr funktionierende Gelenke und psychische Störungen in der gesamten Entwicklung des Körpers und des Geistes.

Wie es bei mir war, darf ich im Anschluss erzählen.

Man erlaube mir bitte in meinem Leben etwas weiter zurückzuschauen und da muss ich leider sagen: „Übergewichtig war ich schon immer"

Schon im jungen Jugendalter war ich besonders im Schulsport „Bummelletzter". So kam ich nicht über die Hochsprungstange, beim 60 Meterlauf war ich langsamer als die Mädchen und beim Weitsprung in der Sandgrube sah es aus, als wäre einer durchgelaufen und nicht gesprungen.

Beim Hochziehen an der Stange oder Seil ging gar nichts.

Schulsport war ein „schlimmes Ding", dessen ich versucht habe, mich auf irgendeine Weise zu entziehen. Jedoch war dies nicht so einfach.

Selbst in meiner Freizeit habe ich versucht, mich nicht übermäßig zu bewegen. Wohl war in meiner Jugendzeit das Radfahren aktuell und ich habe auch genug Räder kaputt gemacht.

Doch schon beim ersten Erwerb der Erlaubnis zum „Führen eines Kleinkraftrades" hörte das wenige Fahren mit dem Fahrrad auf.

Aber auch das Moped (S51) musste leiden unter meinem Übergewicht.

Es war immerhin fast eine 1 ½ Person, was es zu tragen hatte und dies merkte man im Verschleiß und dem Verbrauch.

Auch in dieser Zeit habe ich verstanden, mich nur das Allernötigste zu bewegen.

Kein Fußball, überhaupt kein Freizeitsport und Ausdauersport.

Ich war immer der Meinung was man sich im Schulsport und später in der Lehre bewegt ist völlig genug , was natürlich falsch ist.

Die Ernährung war schon immer sehr gut und kalorienreich und es wurde nicht so auf Zutaten geschaut. Besonders in der Lehrzeit, die lange Zugfahrt und die vielen Lehrstunden im Sitzen sind mit den wenigen Sportstunden nicht ausgeglichen worden.

Aus Freude am Essen habe ich auch gern so manchen Bäcker aufgesucht.

Zu der Zeit habe ich mich noch in das Freibad gewagt, musste aber die vielen Blicke und dummen Sprüche gleichaltriger (mein Spitzname war Schwabbel) über mich ergehen lassen, die ich zwar wegsteckte aber doch sehr gekränkt haben.

Auch die Mädchen haben sich nicht so für mich interessiert, weil ich zu dick, zu behäbig und eben einfach zu uninteressant war.

Mit der Wende war es mir möglich, meinen Traumberuf auszuüben.

Ich wurde Trucker. Große LKW`s zu fahren ist mein Ding. Aber leider nicht meiner Figur zuträglich . Lange sitzen, wenig Bewegung und das über Jahre.

Selbst während meiner Selbstständigkeit (Gebrauchtmöbelhandel)

war die gesunde Ernährung und Bewegung nebensächlich.

In Folgendem will ich mit Hilfe des Internets erklären, was ich mir herausgesucht habe um viel abzunehmen.

Magenbypass-Beschreibung

Ein Magenbypass hilft fettleibigen Menschen abzunehmen - dank zweier Mechanismen: Der Magen wird bis auf einen kleinen Rest vom Verdauungssystem gekappt. So kann der Übergewichtige nur sehr kleine Portionen fester Nahrung zu sich nehmen. Außerdem wird durch den Magenbypass auch ein Stück vom Dünndarm überbrückt. Der Bereich des Darms, der Nährstoffe aus der Nahrung ziehen kann, ist somit stark verkürzt. Bis zu 40 Prozent des verzehrten Fetts werden daher unverdaut wieder ausgeschieden.

Dieses System kann allerdings höchst unangenehme Nebenwirkungen haben: Isst der Patient zu fett oder zu süß, kommt es zur Sturzentleerung (Dumping-Syndrom) der Nahrung vom Magen in den Dünndarm. Dabei treten unter anderem Übelkeit, heftige Bauchkrämpfe und Durchfall auf. Der Grund dafür ist, dass der Restmagen nicht mehr über einen Magenpförtner verfügt. Diese Reaktion wirkt auch als drastische Erziehungsmaßnahme für Menschen, deren

Übergewicht in erster Linie auf dem großen Konsum von Süßigkeiten und süßen Getränken basiert.

Die Operation

Für den Magenbypass wird zunächst ein großer Teil des Magens abgetrennt, so dass die Speiseröhre nur noch in einen Minimagen mündet. Das Magenvolumen wird reduziert. Der große

Restmagen bleibt zwar im Körper, ist aber gewissermaßen "stillgelegt".

Es verbleibt ein kleiner Magen am Ende der Speiseröhre. Der große Restmagen wird umgangen (engl.: "Bypass") und hat keine Speicherfunktion mehr. Anschließend wird der Dünndarm an einer Stelle durchtrennt und direkt mit dem gestutzten Kleinmagen verbunden.

Die für die Fettverdauung notwendigen Verdauungssäfte werden ebenfalls umgeleitet. Sie treffen erst spät im Dünndarm auf den Nahrungsbrei - dies verringert die Fettverdauung erheblich. Das restliche mit der Nahrung aufgenommene Fett wird unverdaut ausgeschieden.

Wirksamkeit

Mit einem Magenbypass verlieren die Patienten im Schnitt zwischen 60 und 70 Prozent ihres Übergewichts. Einem Teil gelingt es sogar, Normalgewicht zu erreichen.
Eine Besonderheit dieser Operation ist, dass der Eingriff vor allem eine bestehende Zuckerkrankheit

(Diabetes) stark bessert oder sogar heilt. In vielen Fällen normalisieren sich die Blutzuckerwerte schon kurz nach der Operation, obwohl der Patient noch nicht nennenswert an Gewicht verloren hat. Die Gründe dafür sind noch unbekannt.

Risiken

Ein Magenbypass ist ein massiver operativer Eingriff. Im Vergleich zur Schlauchmagenoperation müssen beispielsweise wesentlich mehr Schnitte und Nähte gesetzt werden, und der Eingriff in das Verdauungssystem ist gravierend. Zu den klassischen Operationsrisiken gehören Blutungen, Organverletzungen, Infektionen, Wundheilungsstörungen und Probleme aufgrund der Narkose.

Nach der Operation müssen die Patienten ein Leben lang Nahrungsergänzungsmittel zu sich nehmen, da sie durch den Magenbypass unterversorgt sind. Dazu gehören die Vitamin B1,B6, Folat, Eisen und Kalzium. Wird die Nahrungsergänzung nicht konsequent betrieben, drohen Spätfolgen wie Osteoporose und Blutarmut.

Ernährt sich der Patient nicht fett- und zuckerreduziert, kann es zu Blähungen, Übelkeit, Druckgefühl bis hin zu Erbrechen und Durchfall kommen.

Für wen ist die Operation geeignet?

Ein Magenbypass ist für stark übergewichtige Menschen ab einem Bodymassindex (BMI) von 40 eine Option. Bei zusätzlichen Erkrankungen wie Diabetes, die sich durch die Gewichtsabnahme bessern könnten, wird ein Magenbypass auch ab einem BMI von 35 gelegt.

Die Voraussetzung ist, dass der Patient bereits mehrere erfolglose Abnehmversuche unter ärztlicher Aufsicht gemacht hat. Die Patienten sollten mindestens 18 und höchstens 65 Jahre alt sein.

Besonders profitieren Typ-2-Diabetiker von der Operation. Bei ihnen normalisieren sich die Blutzuckerwerte oft schon kurz nach dem Eingriff drastisch. Für Menschen, deren Übergewicht aus einem starken Konsum von Süßigkeiten und

Süßgetränken herrührt, ist der Magenbypass geeignet. Während sie bei Schlauchmagen und Magenband weiterhin viel Süßes verzehren können und so auch nach der Operation schlecht abnehmen, ist beim Magenbypass die Verträglichkeit von Zucker stark eingeschränkt. Er rächt sich mit Erbrechen, Krämpfen und Durchfall.

Ernährung nach der Operation

Menschen, die sich einen Magenbypass legen lassen, müssen ihre Ernährung für den Rest ihres Lebens erheblich umstellen.

- Sie können nur kleine Portionen essen.
- Sie müssen stark zuckerhaltige Speisen und sehr langfaseriges Fleisch meiden.
- Jeder Bissen muss gut gekaut werden.
- Sie müssen Nahrungsergänzungsmittel zu sich nehmen.
- Sie müssen viel Eiweiß konsumieren, da es sonst zu Mängeln kommt.

- Sie dürfen nicht direkt vor oder zum Essen trinken, da sich sonst der Magen zu schnell füllt.

Zu beachten ist nach der Magenbypass-Operation auch, dass nicht nur das Essen anders verwertet wird, sondern teilweise auch Medikamente vom Körper anders aufgenommen werden. Entsprechende Dosisanpassungen vom Arzt sind daher meist erforderlich.

(Quelle Internet Christiane Fux Netdoctor)

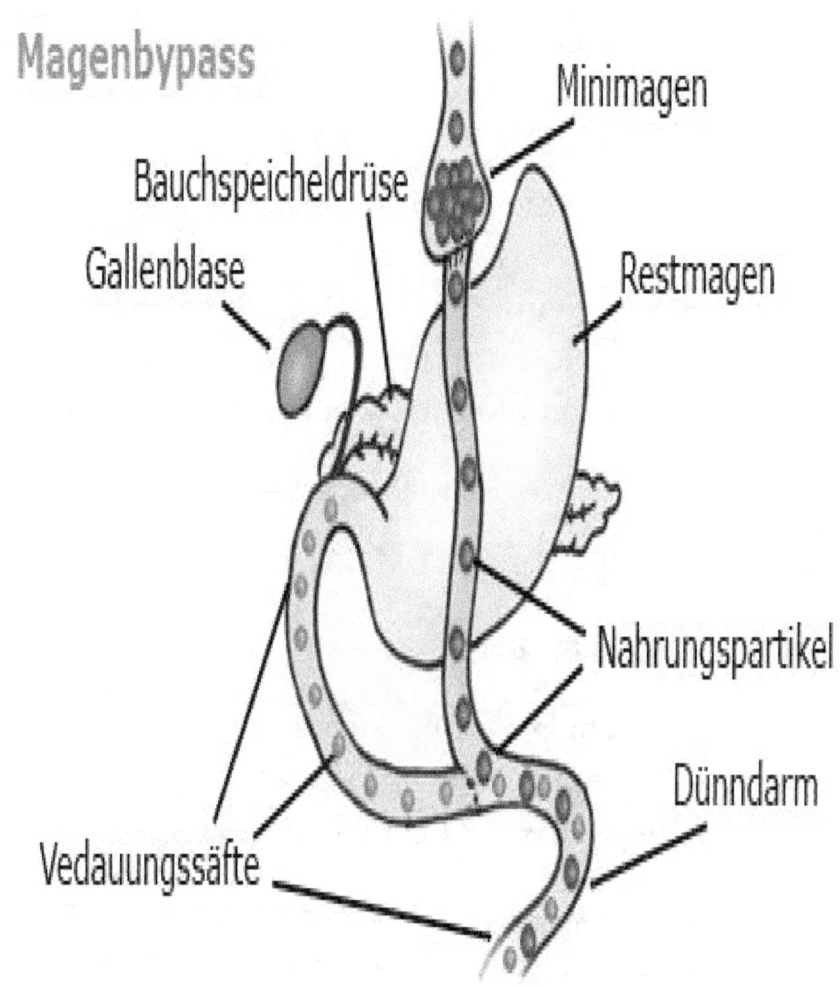

Magenbypass

Bauchspeicheldrüse

Gallenblase

Minimagen

Restmagen

Nahrungspartikel

Dünndarm

Vedauungssäfte

Skizze Quelle Netdoktor.de

Universitätsklinik Leipzig

Termine und Ergebnisse zur JFB Adipositas Sprechstunde

In Leipzig Universitätsklinik Liebigstraße 20

03419712418 Ernährungsberatung

Am 23.05.2011

8:00 Uhr in der Uni, nüchtern zur Blutabnahme (8 Röhrchen) ich war erstaunt, dass ich soviel von dem Wertvollen überhaupt in mir hatte.

Drei Tage darauf, wieder in der Uni, Gespräch und Auswertung der Blutentnahme mit einer Endokrinologin. Sie erklärte mir freundlich, dass mit meinem Blut soweit alles gut sei aber ich leide unter starkem Testosteronmangel, was eine Überweisung zum Urologen nach sich zog.

Vier Wochen später hatte ich auch schon, man staune, einen Termin beim Urologen in Chemnitz. Bei einer Ultraschalluntersuchung war das Ergebnis, dass alles in Ordnung ist und der Mangel an Testosteron sich nach meiner angestrebten Magenbypassoperation wieder normalisiert.

Nach drei Wochen wieder in der Universitätsklinik hatte ich einen vielversprechenden Termin beim Professor. Ich wurde aber jäh enttäuscht über den Zeitpunkt der Operation, die erst nach einer einjährigen Vorbereitungszeit durchgeführt wird. Der Leser kann sich vorstellen, wie meine Stimmung auf dem nach Hause Weg war.

Mitte August durfte ich zum Erstellen eines Gutachtens zu einer Psychologin nach Leipzig in die Semmelweisstr. 10 kommen , ein riesiger Gebäudekomplex hat mich sehr erschrocken aber nach kurzem Suchen habe ich die richtige Zimmertür gefunden. Eine freundliche Schwester empfing mich mit ca. 25 Seiten Papier teils hinten und vorn bedruckt mit Fragen, Fragen, Fragen....

Nach gut zwei Stunden war ich hindurch. Und eine freundliche und charmante Psychologin stellte noch einmal 3 Stunden lang Fragen. Die gingen wie im Flug vorüber und wir beide waren erstaunt darüber, dass es bereits Nachmittag war.

Dieses psychologische Gutachten ist eine Grundvorraussetzung für die Magenbypassoperation.

Nur drei Tage später war ich wieder in der Uni bei meiner Endokrinologin. Wir haben die Diagnose vom Urologen besprochen. Sie möchte das Testosteron vor der Operation erhöhen mit Zustimmung des Professors. Sie würde mich anrufen,sagt sie, hat sie aber nicht, also bleibt alles so.

Eine Stunde später gleich Ernährungsberatung und wiegen

Anfangsgewicht 165 kg

Verschiedene Messungen und viele Fragen und Hinweise für eine gesunde und ausgewogene Ernährung folgen.

Gleich Anfang November durfte ich wieder zur Endokrinologin in die Universitätsklinik kommen. Aber diesmal mit der längsten Anfahrtszeit, Stau, Umleitungen 3,5 Stunden wegen 70 km. Ich hatte, als ich ankam den Kanal voll bis oben hin. Durch die Freundlichkeit der Schwestern und Ärzte war mein Ärger jedoch wieder schnell verflogen. Die Endokrinologin verschrieb mir Testogel und zapfte mir eine Ampulle Blut ab. Bei der Ernährungsberatung wurden wieder alle Werte genommen 156,5 kg ja wirklich 8,5 kg abgenommen wie ich das gemacht habe entzieht sich meiner Kenntnis, reiner Zufall.

Die Ernährungsberatungsberaterin sagt kein Wort von der OP. Ich soll weiter abnehmen.

Weihnachten / Neujahr 2011/2012
Über Weihnachten wieder etwas zugenommen Gewicht 159,5 kg

Ab ca. November sind bei mir Depressionen aufgetaucht, die meinen weiteren Lebensweg stark bestimmen sollten.

Gleich Mitte Januar hatte ich den ersten Termin im Neuen Jahr 2012.

An der Fahrzeit hat sich leider nichts geändert immer noch Umleitungen. Über zwei Stunden Geduld muss man zeitig früh morgens aufbringen und ich war aber trotzdem pünktlich acht Uhr in der Universitätsklinik. Beim Zeitunglesen im Wartebereich 3 hat mich die Endokrinologin erkannt und gleich mit zu sich genommen. Ich schilderte ihr meine psychische Verfassung mit der Bitte doch endlich die Kostenübernahme zu beantragen. Sie war auch der Meinung, dass die Vorbereitungszeit genug ist und hat mich telefonisch zum nächsten Ärzteport am 17.01.2012 angemeldet. Dies wäre eigentlich erst in vier Wochen möglich gewesen .

Bei dem Ärzteport werden alle Fälle kurz besprochen und eine Notwendigkeit einer

Magenbypassoperation festgestellt oder abgelehnt.

Bei meinem Fall gab es keinen Zweifel einer Notwendigkeit und so müssen Gutachten erstellt werden und zwar von einem Psychologen, Endokrinologen,Ernährungsberater, Chirurgen und natürlich auch vom Hausarzt.

Bei dem anschließenden Gespräch bei der Ernährungsberatung haben wir uns schon über den Speiseplan nach der OP unterhalten.

Jetzt geht die Warterei los. Gutachtenschreiben, zur Krankenkasse schicken und darüber Befinden kann sehr ,sehr lange dauern . Und das hat es auch.

Letztendlich haben alle Gutachtenschreiben gut sortiert am 28.02.2012 bei meiner Krankenkasse vorgelegen. Sie hat mir auch gleich geschrieben, dass der Antrag vorliegt und an das MDK in Leipzig weitergeleitet wurde. Dort hat man erschrocken festgestellt, dass ich im Erzgebirge wohne und sie nicht zuständig sind, also wieder zurück an meine Krankenkasse in Leipzig von dort an das MDK in Chemnitz wo man meinen Antrag innerhalb einer Woche per Aktenlage zu meinen Gunsten entschieden hat. Mein Hausarzt Herr Dr. Gläser hat mich mit befürwortendem Schreiben sehr unterstützt.

03.05.2012

Auskunft erhalten von der Krankenkasse, dass die Kosten der gesamten

Magenbypass OP von der Krankenkasse übernommen werden !!!

Fünf Tage später habe ich ein Anruf erhalten, dass auch in der Universitätsklinik die Kostenübernahme vorliegt und ich am 10.05.2012 bitte zur Voruntersuchung kommen soll und viel Zeit mitbringen muss.

Man glaubt es nicht und die viele Zeit wurde auch gebraucht. Gespräch mit meinem Chirurgen, Blutabnahme, Thrombosestrümpfe messen und Anästhesiegespräch. Alles in allem war ich aber um 13 Uhr schon fertig und ab gings nach Hause.

Ende Mai noch eine Untersuchung: Ultraschalluntersuchung, Magenspiegelung und dazu noch ein MRT. Ach oh Schreck ich habe sehr große Platzangst und nun muss ich in die sogenannte Röhre .

Es ging auch überhaupt nicht, bin gleich vom Tisch gesprungen. Man hat bei der Magenspiegelung eine Entzündung festgestellt nach Auskunft des Arztes sind es Helicobakterbakterien, also schwere Geschütze auffahren. Eine besondere Mischung aus Antibiotika.

Nach drei Tagen ein Anruf aus der Universitätsklinik. Es ist nur eine normale Entzündung, welch eine Erleichterung! Denn es hat mein OP Termin am 13.06.2012 gewackelt.

Ab hier gibt es Flüssignahrung und dies war Protein 88. Für mich war es sehr ekelig, es täglich mehrmals regelmäßig einzunehmen. Doch ich war sehr tapfer und habe das früh , mittags und abends getrunken und dabei in vierzehn Tagen immerhin 12 kg abgenommen.

12.06.2012 Anreise zur Uniklinik zum Magenbypass operieren am 13.06.2012

Nach der Anmeldung war ich schon 7:30 Uhr auf der Station.
Die Schwestern riefen wie im Chor " Sie sind viel zu zeitig". Aber bei 70km Anfahrt mit dem Auto und davon 50% Landstraße kann man sich das nicht so aussuchen dass es zeitlich genau passt.
Sie hatten dann Verständnis und ich mußte erstmal Ruhe bewahren und mich hinsetzen.
Sie hatten wirklich richtig Streß.
Gleich ein paar Fragen und leichte Untersuchungen im Schwesternzimmer und Ultraschall.
Magenspiegelung mit 2 1/2 Stunden Wartezeit bis ich dran war.

Es war mir aber egal wo ich wartete - ich hatte ja Zeit !
Mittags war ich auf dem Zimmer und bekam einen sehr grantigen Zimmernachbarn dazu.

Mein Chirurg war sehr offen und freundlich
meinen Fragen und Problemen gegenüber.
OP Termin war für den 13.6.2012 also am nächsten
Tag früh gegen 10:00 Uhr geplant.

Um 4:00 Uhr früh wurde ich geweckt und

musste 1 Liter zuckersüßen Tee trinken.

Tatsächlich wurde ich schon gegen 9:00 Uhr
abgeholt, Kleidung in den Schrank und ab ging die
Post.

Mich begrüßte ein älterer freundlicher Herr und half mir, auf den OP Tisch zu krabbeln.
Er schob mich in den Vorbereitungsraum , wo mich eine Schwester empfing,

eine Seele von lieber Frau !

Ich hatte mich für ein

PDK (Periduralkatheter)entschieden, wo das Schmerzmittel über das Rückenmark direkt in die Nervenbahn, automatisch oder später von mir mittels Druckknopf, eingeleitet wurde.
Das Einführen hatte etwas Zeit beansprucht

(ca. 1/2 Stunde).
Eigentlich war ich fertig für die OP . Jedoch verzögerte sich die vorhergehende OP.
Die Schwester hatte Mitleid mir mir und fragte ob ich die Zeit nicht lieber schlafen möchte !
Spritze rein und fertig !

Ich bin erst wieder aufgewacht als es gegen 17 Uhr war mit einem Magenbypass und 8 Löchern im Bauch (davon eines für die Drainage).

Im Aufwachraum standen ca. 25 Betten mit aufwachenden Leuten.

Ich bemerkte in mir: einen Wundkatheter, einen Blasenkatheter, 3 Zugänge in den Unterarmen, ein PDK, Sauerstoffzufuhr in die Nase und eine Armee von Schwestern und Pfleger stellten sich am Bett bei mir vor.

Mein Chirurg war auch gleich zur Stelle und meinte "Alles Bestens".

Dann hat mich meine Frau angerufen, sie wurde bis zu mir durchgestellt in den Aufwachraum und wir sprachen kurz miteinander.

Und schon ging es ab ins Land der Träume, ich wachte jedoch ständig auf weil irgendetwas immer von den Geräten lautstark sich meldete, bei jedem leisen Husten und weil ich zu flach atmete, waren die Dinger ständig am piepsen !

Früh gegen 7:00 Uhr kam ich auf ein anderes Zimmer, aber oh Schreck, der Zimmernachbar war 81 Jahre alt , an der Leber operiert und ständig am Schimpfen.
Und das Fenster mußte wegen ihm zubleiben !

Mir ging es verhältnismäßig gut, hatte jede Menge Schläuche die drinsteckten und rausschauten.
Mein Nierenwert war nicht in Ordnung, daher bekam ich am Tag 2 1/2 Liter Infusion.

Da war natürlich der Blasenkatheter angenehm ☺
Einen Tag später bekam ich einen super Bettnachbar - gute Unterhaltung, Fenster immer auf - na geht doch !

Mein Chirurg besuchte mich noch einmal und klärte einige Fragen.

Ich möchte an dieser Stelle ein

"Herzliches Danke"

an Ihn sagen !

Am 15.6.2012 kam PDK raus, 2 Zugänge raus. Am 16.6.2012 nachmittags der Blasenkatheter raus und die letzten 2 Zugänge auch noch. Nun fühlte ich mich wie ein neuer Mensch.
Am 17.6.2012 gegen 5:00 Uhr früh gab es den sogenannten "Blautrunk" :

Das ist ca. 2 Schluck Lebensmittelfarbe zu trinken: wenn bis ca. 10:00 Uhr nichts im Wundkatheter zu sehen ist, wird er gezogen.

Und so war ich gegen 11:00 Uhr am 17.6.2012 mit einem vorläufigen Arztbrief entlassen. Und konnte sofort nach Hause.

Ich möchte mich bei Allen, die mich operiert, im Aufwachraum betreut, auf Station A4/1 gehegt und gepflegt, im Vorjahr mich vorbereitet und begleitet haben :

Ein herzliches Dankeschön sagen und meinen allerhöchsten Respekt und Anerkennung zu dem gesamten OP Verlauf und Vorbereitung aussprechen!

Zwischenstand 24.06.2013

Ich fühle mich körperlich „sauwohl".

Bei minus 70kg, die ich vorher immer mit mir rumgeschleppt habe, bin ich im wahrsten Sinne des Wortes sehr erleichtert.

Etwas Schöneres gibt es fast nicht.

Herbst 2013

Mitte des Jahres 2013 hab ich eine REHA für Psychosomatik in der Dahlener Heide genehmigt bekommen und so war ich vom 12.11.-31.12.2013 in dieser Rehaeinrichtung.

Nach 14 Tagen ereilte mich in der Nacht ein sogenanntes Spätdumping.

Ich habe versucht durch Geduld und Durchhalten es hin zu bekommen und das war grundlegend falsch.

Durchfall , Erbrechen, sehr starkes Zittern und Kraftlosigkeit haben mich dann doch überzeugt, die Nachtschwester zu rufen.

Sie haben sehr gut reagiert und mich gleich in eine nahegelegene Klinik gebracht.

Dort hat man mich zwei Tage wieder aufgepäppelt und ich durfte meine REHA fortsetzen.

In der Leipziger Uni habe ich das Spätdumping angesprochen und man hat mir eine Zuckerlösung „Jubin" für eine schnelle Hilfe empfohlen.

Ich möchte den Begriff Spätdumping mit Hilfe des Internets Erläutern.

Symptome

Typisch für das Spätdumping sind Übelkeit, Herzrasen, Schwindel, Schwächegefühl, Heißhunger und Kopfschmerzen. Diese Symptome treten beim Spätdampingsyndrom etwa 2-3 Stunden nach dem Essen auf.

Ursachen

Die Speisen gelangen nach dem Essen schneller und in größeren Mengen in den nachfolgenden Dünndarm, als es bei einem funktionierenden „Magenpförtner" der Fall wäre.

Somit wird aus dem Dünndarm proportional mehr Glukose je Zeiteinheit in das Blutsystem aufgenommen. Die Folge ist zunächst ein erhöhter Blutzuckerspiegel. Dies führt aber im Weiteren zu einer vermehrten Insulinausschüttung durch die Bauchspeicheldrüse. Nach ca. 2-3 Stunden führt diese oft überschießende Insulinfreisetzung zu einem Zustand hypoglykämischer Blutzuckerwerte bzw. zu einem raschen Blutzuckerabfall. Dieser macht sich durch Schwindel, Kreislaufschwäche und Schwitzen bemerkbar.

Therapie

Genau wie beim Frühdumping auch erfolgt die Behandlung diätetisch. Wichtig ist es eine Hypoglykämie zu vermeiden. Zum Beispiel kann ein Stück Traubenzucker eingenommen und im Anschluss daran zur Vermeidung derartiger Probleme eine halbe Scheibe Brot mit Marmelade gegessen werden.

Es ist wichtig, auf Zucker bzw. versteckte Zucker zu achten und auf diese dann auch zu verzichten. Besonders beim Frühstück bzw. auf „nüchternen Magen" sollte darauf geachtet werden.

Lebensmittel mit einem hohen Zuckergehalt sind vor allem Kuchen, Marmelade, Malzbier, Sirup, Limonaden, Eis, Schokolade usw. Dies ist allerdings nur eine kleine Auswahl an Nahrungsmitteln, die relativ viel Zucker enthalten und bei denen Vorsicht geboten ist.

Verfasser:

M.Sc. Rebeca Bruder

Ernährungswissenschaftlerin, St.-Johannes-Hospital Dortmund

Gesamtgewicht zur Zeit 95kg

„das kann sich sehen lassen..." hat der Professor gesagt und mich sehr gelobt.

Ich brauche nicht mehr so viele Medikamente nehmen.

Der Professor hat Ursofalk und Allopurinol abgesetzt und Pantoprazol weniger dosiert.

Bei Erythrozyten und Thrombozytenvolumen muss ich aufpassen.

Im Januar 2014 darf ich wieder in die Uniklinik kommen und werde dort mit einem Chirurgen sprechen, wegen einer Wiederherstellung`s OP.

Aber das ist dann ein neuer Abschnitt in meinem Leben.

Und wenn meine lieben Leser es wollen werde ich auch darüber berichten .

Bis dahin verbleibt ein nun schlanker Olaf Klinger

Vorher:

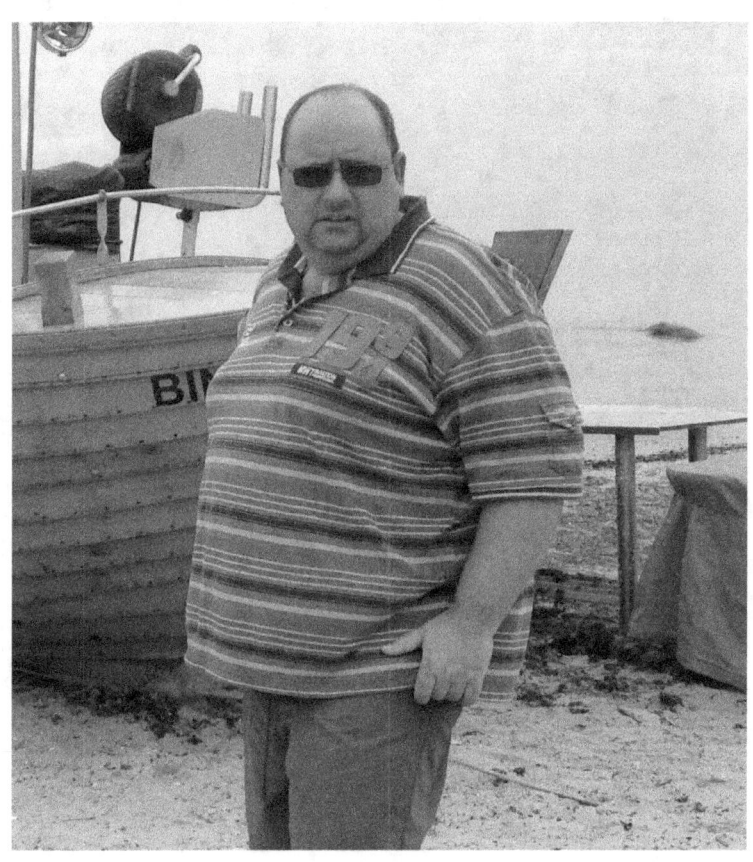

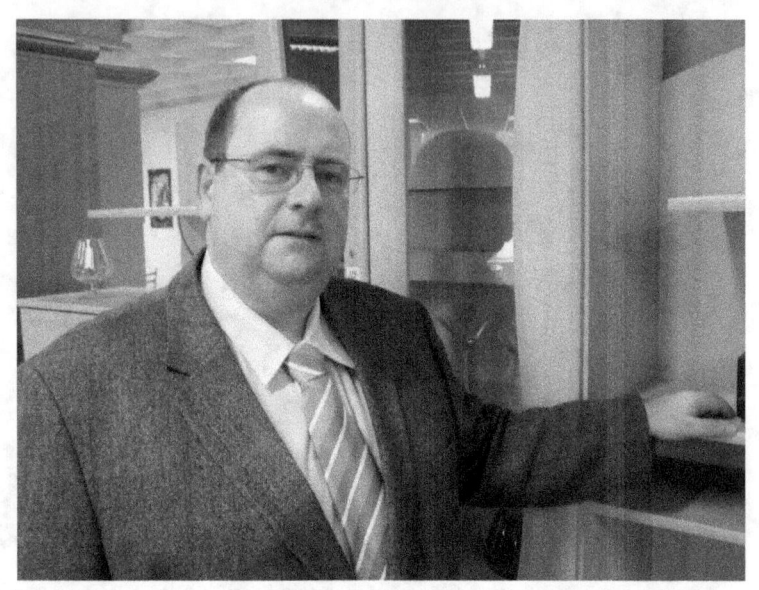

Nachher:

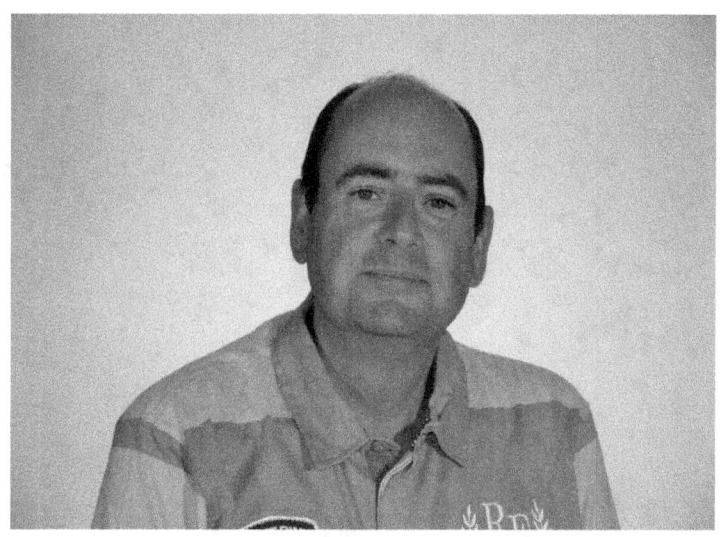

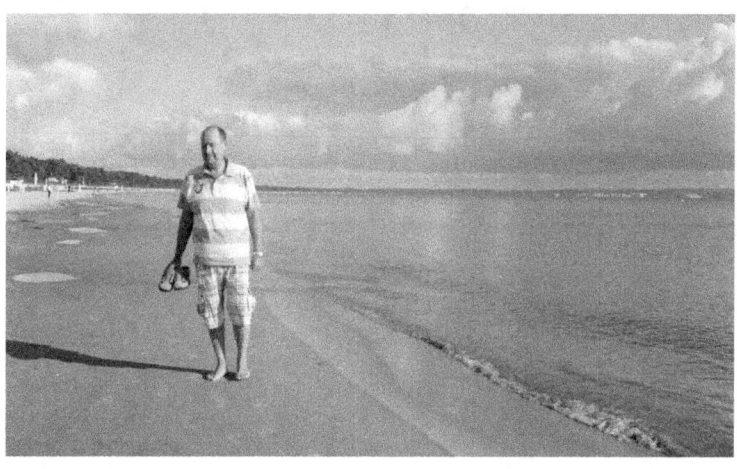

4.Auflage Juli 2015

ISBN 978-1-291-98348-7

Autor: Olaf Klinger

Lulu.com Verlag 2014 /2015

www.ingramcontent.com/pod-product-compliance
Lightning Source LLC
Chambersburg PA
CBHW071259280526
45788CB00004B/1775